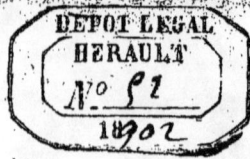
DU

# RHUMATISME ARTICULAIRE

## AIGU

## CHEZ L'ENFANT

PAR

Henri GOUDAREAU

DOCTEUR EN MÉDECINE

LICENCIÉ EN DROIT

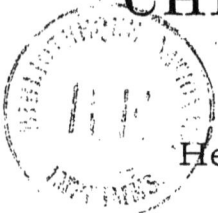

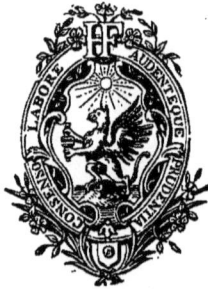

**MONTPELLIER**

IMPRIMERIE CENTRALE DU MIDI

(Hamelin Frères)

—

1902

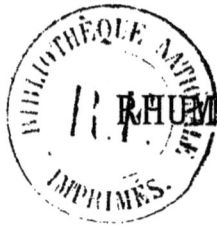

DU

# RHUMATISME ARTICULAIRE AIGU

## CHEZ L'ENFANT

DU

# RHUMATISME ARTICULAIRE

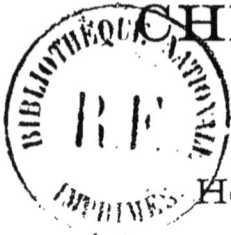

## AIGU

## CHEZ L'ENFANT

PAR

### Henri GOUDAREAU

DOCTEUR EN MÉDECINE

LICENCIÉ EN DROIT

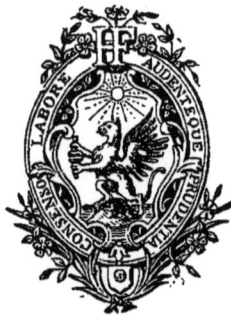

**MONTPELLIER**

IMPRIMERIE CENTRALE DU MIDI

(Hamelin Frères)

—

1902

A LA MÉMOIRE DE MON PÈRE

# LE DOCTEUR GOUDAREAU

# A MA MÈRE

# A MON ONCLE G. GOUDAREAU

CHANCELIER DE 1ʳᵉ CLASSE, A HONG-KONG (CHINE)
REMPLISSANT LES FONCTIONS DE VICE-CONSUL DE FRANCE
A NAGASAKI (JAPON)

H. GOUDAREAU.

A MON AMI

# M. LE PROFESSEUR AGRÉGÉ VIRES

A MES AMIS

# LES DOCTEURS ESCANDE, POUGET ET BRIANES

H. GOUDAREAU.

A MES MAITRES

Messieurs les Professeurs

# DUCAMP, IMBERT, MAIRET, SARDA,
# TÉDENAT

H. GOUDAREAU.

Au cours de cette dernière année de mes études médicales, mon attention a été retenue à l'hôpital Suburbain, par deux cas de rhumatisme articulaire aigu chez des enfants. M. le professeur Baumel, qui occupe avec tant d'autorité la chaire de clinique infantile, m'a permis de prendre, avec le concours de son dévoué chef de clinique le docteur Andrieu, ces intéressantes observations, pour en faire l'objet de ma thèse inaugurale. M. le professeur agrégé Vires, qui, malgré son ascension rapide aux divers grades de la Faculté, n'a jamais oublié en moi l'ami de longue date, a vivement approuvé le choix de mon sujet. C'est à leurs précieux encouragements que je dois d'avoir pu mener à bien ce modeste travail, dont la seule prétention est de représenter, par les soins même que j'ai tenu à y apporter, un bien faible témoignage de gratitude envers ceux de mes maîtres qui m'ont honoré de leur estime et de leur sympathie.

MM. les professeurs Baumel, Ducamp, Imbert, Maïret, Sarda, Tédenat et Vires, voudront donc me permettre de leur dédier cette thèse, en souvenir de leurs conseils bienveillants et de leurs leçons éclairées. Je n'oublierai jamais en

eux les maîtres éminents et dévoués qui, par un rare privi-
lège, savent allier, dans leur enseignement l'élévation de
l'esprit à la simplicité généreuse du cœur, et rendre ainsi
plus familières les relations, toujours contraintes par la
hiérarchie, entre le maître et l'élève.

Je remercie particulièrement M. le professeur Baumel
d'avoir bien voulu accepter la présidence de cette thèse.

Je prie mon ami M. le professeur agrégé Vedel, d'agréer
l'assurance de mon meileur souvenir.

Je suis heureux d'avoir auprès de moi, dans ce dernier
acte de ma vie d'étudiant, les docteurs Escande, Pouget et
Brianes, dont l'amitié pour moi ne s'est jamais démentie.

# RHUMATISME ARTICULAIRE

## AIGU
## CHEZ L'ENFANT

---

# CHAPITRE I

---

### HISTORIQUE. — DÉFINITION

Les auteurs anciens se sont peu occupés du rhumatisme chez l'enfant, et parmi les modernes la plupart l'ont passé sous silence ou l'ont considérablement négligé. Il faut remonter à Bouillaud, dont le fameux traité, paru en 1840, marque une étape importante dans l'histoire du rhumatisme, pour trouver quelques documents assez précis sur le rhumatisme infantile. Mais si Bouillaud a le mérite de nous avoir donné une description clinique assez complète, il est encore de ceux qui confondent le rhumatisme avec toutes les polyarthrites aiguës ou chroniques qui ne relèvent pas d'un traumatisme.

Cette erreur, longtemps admise par les plus grands maîtres, leur a fait attribuer une origine rhumatismale aux arthropathies diverses, comme celles qui surviennent au cours de la blennorragie et de la scarlatine, et les a amenés à penser que la suppuration est une des terminaisons naturelles de l'arthrite rhumatismale.

Lasègue et Teissier se sont élevés les premiers avec éclat contre cette théorie, mais leurs protestations ne pouvaient avoir grand écho à une époque où les opinions de Bazin sur les diathèses en général et sur l'arthritisme en particulier avaient force de loi.

Lancereaux a dégagé de l'œuvre de Bouillaud, pour les mettre en lumière, certains phénomènes, tels que l'angine, l'albuminurie, la phlébite, qui surviennent dans les maladies générales infectieuses, et c'est lui qui, en donnant à la *polyarthrite aiguë* de Bouillaud le nom de *fièvre rhumatismale*, a inauguré le point de départ d'une interprétation pathogénique nouvelle du rhumatisme articulaire aigu.

Il le sépare, en effet, du rhumatisme chronique, qu'il considère comme une maladie d'ordre purement diathésique, à manifestation de nature trophique et ne s'accompagnant presque jamais de phénomènes réactionnels appréciables.

Mais le seul fait de le considérer comme une maladie générale implique l'obligation de reconnaître au rhumatisme articulaire aigu une origine microbienne. C'est ce qui explique les nombreuses et éclatantes discussions qui, depuis, ont retenti sur ce sujet. Les recherches bactériologiques n'ont pas donné encore de résultat certain, ce qui ne saurait infirmer le caractère infectieux du rhumatisme articulaire, car il existe des maladies dont l'infection est la cause incontestée sans que l'agent pathogène soit encore découvert. Nous en avons l'exemple dans les fièvres éruptives.

D'ailleurs, l'allure clinique du rhumatisme articulaire aigu présente tout à fait l'aspect d'une maladie microbienne : la courbature généralisée qui précède ordinairement les manifestations articulaires, la sensation de froid, qui est, sans aucun doute, un frisson d'invasion, l'angine du début d'une fréquence incontestable, l'élévation brusque de la température, enfin les complications affectant régulièrement, de préférence, les séreuses : tout cela dénote une affection morbide de nature infectieuse qu'il faut séparer des rhumatismes secondaires.

C'est à M. Bouchard que revient l'honneur de cette distinction. Le premier, il a isolé le rhumatisme articulaire aigu de divers états morbides appartenant certainement aux maladies infectieuses et se rapprochant en apparence du rhumatisme sans être de nature rhumatismale. Il leur a donné le nom de « pseudo-rhumatismes infectieux ».

C'est depuis que les pseudo-rhumatismes de la blennorragie, de l'érysipèle, de l'infection puerpérale, de l'infection urinaire, de diverses pyohémies, de la pneumonie, de la scarlatine, de la fièvre typhoïde, de la diphtérie, de la variole, de la rougeole, de la dysenterie, de la grippe, de la syphilis, des oreillons, de la morve, ont pu avoir leur histoire basée sur de sérieuses statistiques.

On a même pu établir l'origine infectieuse des pseudo-rhumatismes consécutifs aux angines, aux dilatations bronchiques, et l'on est allé jusqu'à concevoir la possibilité d'un pseudorhumatisme infectieux venant compliquer une attaque de rhumatisme vrai.

Après Bouchard, son élève Bourcy, [1] a exposé et complété les théories du maître.

En 1886, au concours d'agrégation, M. de Lapersonne [2] se range à ces opinions ; en 1888, M. Marfan [3] les appuie de sa haute autorité. Tout récemment encore, tandis que M. Mauclaire [4] venait les confirmer, M. Vires [5], ajoutant

[1] *Déterminations articulaires des maladies infectieuses : pseudo-rhum. infect.* (Thèse Paris, 1883).

[2] De Lapersonne, *Des arthrites suppurées.*

[3] Marfan, *Gazette des hôpitaux*, 18 février 1888.

[4] Mauclaire, *Des arthrites suppurées dans les principales maladies infectieuses* (*Achives générales de médecine*, janvier-février-mars-avril 1895).

[5] Grasset et Vires, *Leçons de clinique de M. le professeur Grasset* (*Nouveau Montpellier Médical*, 1895).

Grasset, *Leçons de clinique médicale*, 1896, t. II, p. 68.

son témoignage à ceux déjà fournis par Fetkamp, Friedländer, Schæffer en Allemagne, Pocock en Angleterre, relatait dans le *Montpellier-Médical* des leçons cliniques, éditées depuis, où M. Grasset démontrait, avec un grand intérêt, le caractère épidémique que prend parfois le rhumatisme articulaire aigu, détruisant ainsi la dernière objection que l'on pouvait opposer à la nature infectieuse de la maladie.

Il est donc établi aujourd'hui, selon un aphorisme célèbre de Bouillaud, que « toutes les maladies infectieuses peuvent présenter parmi leurs manifestations contingentes, des déterminations articulaires distinctes du vrai rhumatisme et relevant de l'infection générale de l'organisme. »

Mais en regard de ces polyarthrites secondaires, dirons-nous avec Marfan, il faut placer une polyarthrite aiguë ou subaiguë, primitive, ne succédant à aucune maladie infectieuse connue et qui se distingue des polyarthrites secondaires par certaines particularités : elle est mobile, c'est-à-dire qu'elle quitte assez facilement une articulation pour en atteindre une autre, elle se complique très fréquemment de lésions des séreuses cardiaques (endocardite, péricardite), elle est très favorablement influencée par le salicylate de soude ; la polyarthrite aiguë primitive qui affecte ces caractères, c'est le rhumatisme articulaire aigu, vrai, légitime.

C'est ce rhumatisme que nous allons étudier dans ses manifestations chez l'enfant, où il est plus rare que chez l'adulte.

Parmi les observations qui suivent, nous possédons deux cas (observations II et IV) que nous avons observés personnellement sur un petit garçon de six ans, et sur une fillette de huit ans. La rareté du fait nous les a fait choisir de préférence à tous autres.

# CHAPITRE II

## ETUDE CLINIQUE

### I

#### OBSERVATIONS

##### Observation I

(Due à l'obligeance de mon ami le docteur Escande)

Rhumatisme articulaire aigu. — A la troisième attaque, complications cardiaques ayant amené la mort chez un enfant de treize ans.

Le 14 juin 1899, je suis prié par une personne de ma localité, d'aller voir un enfant malade dans un hameau ; je constate que l'enfant est rouge, agité, qu'il a de la fièvre : les articulations des pieds et des mains sont tuméfiées, rouges, douloureuses.

J'apprends, par l'interrogatoire, que cette poussée est la troisième depuis dix-huit mois et que les parents, bien que n'ayant pas présenté les signes évidents du rhumatisme, font sans aucun doute partie de la grande famille des arthritiques (adipose, varices, emphysème pulmonaire).

Le petit malade a eu ses deux premières attaques au petit séminaire, et c'est précisément parce que sa convalescence se prolongeait et que son état d'anémie ne s'améliorait nullement qu'il a été renvoyé chez lui.

Je pense qu'il s'agit chez le malade d'un rhumatisme polyarticulaire aigu fébrile. J'administre la médication ordinaire antirhumatismale (Enveloppement ouaté. Application d'un mélange de salicylate de méthyle, d'huile camphrée et morphinée. Régime lacté, antipyrine, tisanes diurétiques.) Je ne donne pas de salicylate de soude à cause d'un *léger* souffle *intermittent* d'insuffisance mitrale que m'a révélé l'auscultation du cœur.

Le 19, je reviens voir mon malade, je ne trouve plus aucune trace de rhumatisme. A peine l'enfant accuse-t-il un peu de raideur dans les articulations de la hanche et du genou droit. Mais il n'y a plus ni fluxion, ni rongeur, ni douleur. La fièvre seule a persisté, sans augmenter. L'hyperthermie est de 38°3.

Mais en revanche tout le mal s'est cantonné dans le cœur. L'endocardite a fait des progrès étonnants. La dyspnée est intense (50 inspirations à la minute). Le pouls rapide (120) petit, avec une ou deux intermittences par minute. Le souffle cardiaque de la pointe couvre tout le temps de la systole. Il est d'une netteté et d'une intensité rares et sa propagation vers l'aisselle était évidente.

L'auscultation des vaisseaux du cou décèle bien aussi un souffle, mais son intensité n'est pas comparable à celle du souffle de la pointe et de l'aisselle.

Il s'agit bien d'une insuffisance mitrale survenue comme complication d'un rhumatisme. Il n'y a encore aucune trace d'hyposystolie, et, malgré une certaine oligurie, pas le moindre œdème ni aux membres ni aux bases pulmonaires.

J'institue un traitement tonique cardiaque et diurétique (Vin de Trousseau. Régime lacté), et avertis la mère de la gravité de la complication survenue si rapidement.

Le 24 juin, je trouve mon jeune malade enchanté. Il n'étouffe presque plus, dit-il, et il se sent quelque appétit. Et de fait *il paraît* mieux aller.

La *respiration* est à 30, le *pouls* à 100, avec une ou deux intermittences par minute. La température est à peu près normale (37°5 à l'anus). Les urines sont devenues plus claires et plus abondantes, mais les signes stéthoscopiques sont loin de s'être améliorés. Au contraire, on dirait que la digitale, en fortifiant les battements cardiaques, a, de ce fait, augmenté l'intensité du souffle systolique. Le cœur est un vrai soufflet de forge.

Le 27, je trouve mon malade à peu près dans le même état. Le pouls étant à 90 et la médication à base de digitale durant depuis huit jours, je fais cesser le vin de Trousseau et le remplace par une potion simplement diurétique pour essayer de remédier à l'oligurie qui réapparaît et qui m'indique que, malgré la digitale, la compensation cardiaque faiblit.

2 juillet. — Selon mes prévisions, je constate les premiers signes de l'hyposystolie (œdème bimalléolaire, œdème des bourses). Le pouls, à 90°, présente cinq à six intermittences par minute. Il est faible, filiforme. En même temps que l'œdème des malléoles, apparaît une nouvelle attaque rhumatismale au genou et à la hanche droite (les deux articulations précisément où la raideur a persisté) avec une légère hyperthermie (38°).

Le 3, le 4 et le 5 tous les signes d'hyposystolie ne font que s'accentuer, malgré une médication fortement diurétique. L'œdème gagne les cuisses et la base des poumons. L'oligurie empire et dégénère presque en anurie. Je pratique le cathétérisme vésical et ne retire que quelques grammes d'urine albumineuse. Je fais quelques mouchetures sur les membres inférieurs pour débarrasser les tissus et me permettre de reprendre la médication tonique cardiaque.

Le 6, grâce aux mouchetures pratiquées, l'œdème a en partie disparu; mais l'ascite, la congestion des reins et l'œdème des poumons, malgré toute la médication révulsive,

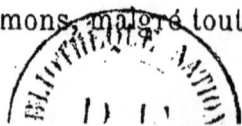

diurétique et tonique cardiaque institués viennent assombrir le tableau clinique. La dyspnée devient intense (100 inspirations à la minute).

Je donne les conseils nécessaires à la mère du petit malade, mais l'anasarque et l'asystolie sont bientôt les derniers stades de la maladie qui emporte le patient quelques jours après dans des crises épouvantables de dyspnée.

C'est bien là un cas de rhumatisme articulaire aigu chez un enfant.

La complication cardiaque qui s'est affirmée à la troisième attaque et qui a causé la mort était d'origine purement rhumatismale.

## Observation II

### (PERSONNELLE)

Le 12 janvier 1901, à Sainte-Cécile (Vaucluse), une petite fille, âgée de huit ans, se plaignait de douleurs par tout le corps, mais accusait une souffrance plus vive dans le pied gauche. Elle était très agitée et passa la nuit sans repos ni sommeil ; le lendemain, 13, elle présentait du gonflement aux articulations des pieds et des genoux, elle avait de la fièvre, son anxiété allait croissant ; le soir, elle se plaignait de douleurs intercostales et sa respiration devenait pénible ; enfin, le 14 au matin, après une nuit d'agitation et de fièvre, on se décida à prévenir le médecin.

Ce dernier constate aux genoux et aux pieds le gonflement remarqué depuis la veille ; puis un facies pâle, anxieux, la respiration pénible.

Du côté du cœur, un souffle systolique très net et un frottement péricardique à peine perceptible, pas d'augmentation de

la matité précordiale, rien d'anormal dans les plèvres, température, 39°.

On prescrit, salicylate de soude, 30 centigrammes toutes
les deux heures dans un verre à madère d'eau de Vichy. On
entoure les articulations d'ouate.

Le 14, huit heures du soir, température, 39°4. Nuit plus
calme, sommeil léger.

Le 15, matin, température, 38°2 ; l'enfant paraît plus gaie,
le facies est plus normal, le bruit systolique est moins marqué,
rien du côté du péricarde ni des plèvres ; le salicylate, bien
supporté, est administré à raison de 26 centigrammes toutes
les deux heures ; le soir, température, 38°8.

Le 16, matin, température, 38° ; état stationnaire pendant
deux jours.

Le 18, matin, température, 37°7 ; battements sourds du
cœur. Le salicylate de soude est prescrit à la dose de 1 gramme
par jour seulement, la malade se sent mieux et se croit guérie,
l'amélioration est, en effet, sensible ; le 19, la température
n'est plus qu'à 37°4 le matin, 37°7 le soir ; la malade ne
ressent plus de douleurs que dans les pieds, mais sans souf-
frances vives, car elle manifeste le désir de se lever et de
marcher, les battements du cœur sont plus superficiels, on
entend nettement le bruit de souffle qui est rude et siège au
premier temps avec son maximum à la base, la rudesse et
l'intensité du bruit indiquent qu'il est simplement organique.

Après avoir accusé, le 20 et le 21, quelques douleurs un
peu plus vives, mais passagères, l'enfant se remet, et sous
l'influence du repos absolu, de la chaleur et du salicylate de
soude, la guérison complète est obtenue au onzième jour.

## Observation III

(Recueillie dans le service de M. le professeur Baumel (hôpital suburbain, clinique des enfants) avec le bienveillant concours de mon ami le docteur Andrieu chef de clinique.)

Marguerite Hel..., treize ans et demi, apprentie couturière. Entre à la clinique des maladies des enfants, salle des filles, lit n° 7, le 25 juillet 1901.

*Antécédents personnels.* — Rougeole à six ans.

*Antécédents physiologiques.* — N'est pas encore menstruée.

*Antécédents héréditaires.* — Père gros, obèse, a une bronchite remontant à dix ans.

Mère très nerveuse, bien portante, a eu des attaques de nerfs au moment de l'établissement de ses règles à l'âge de quinze ans.

*Histoire de la maladie actuelle.* — Remonte à huit jours environ. La malade commença à se plaindre d'une douleur dans le poignet droit. Elle mit cette douleur sur le compte d'une foulure, mais, trois jours après, l'autre poignet se prenait à son tour. Un peu de fièvre.

Le 24, date de l'entrée, la malade se plaint des poignets mais surtout des genoux et à leur face interne. L'insertion des couturiers surtout est douloureuse à la pression. N'est pas allée du corps depuis huit jours.

Traitement :

Dans l'intervalle de chaque prise de lait, une cuillerée à bouche de :

| | |
|---|---|
| Salicylate de soude. . . . . . . . . . | 1 gr. |
| Sirop d'écorce d'oranges amères . . . | 60 gr. |
| Rhum . . . . . . . . . . . . . . . . | 10 gr. |
| Eau Q. S. p. . . . . . . . . . . . . | 120 gr. |

Un traitement purgatif :

    Follicules de séné. . . . . . . . . .   12 gr.

    Sulfate de soude . . . . . . . . . .   25 gr.

    Eau Q. S. p. . . . . . . . . . . . .   300 gr.

Le 25 juillet, est allée du corps ; douleurs moins vives des articulations prises. Même traitement.

Le 28 juillet, douleur très vive aux cous-de-pieds et aux genoux. T. 38°4.

Traitement :

    Salicylate de soude . . . . . . . . .   . 4 gr.

    Sirop d'écorce d'oranges amères . . .   60 gr.

    Rhum . . . . . . . . . . . . . . .   10 gr.

    Eau Q. S. p. . . . . . . . . . . . .   120 gr.

Enveloppement des jointures douloureuses après application d'huile de camomille camphrée.

Le 30, amélioration très grande.

Traitement :

    Salicylate de soude . . . . . . . . .   3 gr.

    Sirop d'écorce d'oranges amères . . .   } ââ 60 gr.

    Eau . . . .   . . . . . . . . . . .   }

2 août. — Nouvelle localisation du rhumatisme sur les poignets et les mains. Une épistaxis assez abondante.

Auscultation : Poumon, néant. Cœur, souffle doux à la pointe au premier temps. Traitement : On ajoute au salicylate de soude : teinture de digitale, V gouttes matin et so'r dans un bol de lait. A suspendre au bout de quatre jours.

Le 3 août, légère amélioration. Constipation. Traitement : ovule suppositoire à la glycérine solidifiée pour enfant de treize ans, n° 1.

Le 5, mains et poignets presque plus douloureux. Auscultation du cœur: Souffle doux au premier temps à la pointe.

Souffle léger au premier temps à la triscuspide. Même traitement.

Le 9, douleur intense de l'épaule droite ; a empêché la malade de dormir. Un petit saignement de nez.

Le 11, douleur de l'épaule droite persiste. Douleur du coude du même côté. Traitement : application d'huile de camomille camphrée.

Salicylate de soude . . . . . . . . . 3 grammes.
Sirop d'écorce d'oranges amères . . }
Eau . . . . . . . . . . . . . . . . } ââ 60 grammes.

Le 14, la malade se sert de son bras droit, qu'elle ne pouvait remuer depuis plusieurs jours. On diminue le salicylate de soude : 2 grammes par jour au lieu de 3 grammes.

Le 16, l'amélioration continue.

Le 20, plus de douleurs nulle part. Fièvre complètement tombée depuis deux jours.

Traitement : Arséniate de soude . . 0,05 centigrammes.
Eau . . . . . . . . . . 200 grammes.

Une cuillerée à café après chacun des deux principaux repas.

Eau de lactophosphate de chaux à $\frac{5}{100}$ 40 grammes.
Alimentation légère.

Le 24, l'amélioration se maintenant, on ajoute au traitement ordonné la dernière fois : sirop d'iodure de fer, 30 grammes.

Le 30, exéat.

## Observation IV

(Recueillie dans le service de M. le professeur Baumel (hôpital suburbain, clinique des enfants), avec le concours de mon ami, le docteur Andrieu, chef de clinique du service.)

Joseph A...., six ans, entre à la clinique des maladies des enfants, salle des garçons, lit n° 10, le 25 septembre 1901.

*Antécédents personnels.* — Rougeole à deux ans. Broncho-pneumonie à cinq ans.

*Antécédents héréditaires.* — Père mort de rhumatisme, à cinquante-six ans ; avait eu trois attaques de rhumatisme au cours de sa vie.

Mère bien portante ; se plaint, de temps à autre, d'une douleur dans la fesse et la cuisse droite (névralgie sciatique).

Grand-père paternel mort à soixante-douze ans, de la gravelle. Grand'mère paternelle bien portante.

Grand-père maternel mort à soixante-deux ans, d'une attaque. Grand'mère maternelle décédée d'une fluxion de poitrine, à cinquante-six ans.

*Histoire de la maladie actuelle.* — Remonte à quinze jours. Commença par une angine, un saignement de nez. Ensuite, apparut une douleur au cou-de-pied droit. Fièvre.

25 septembre 1901. — Douleur aux genoux, plus intense surtout à l'insertion du tendon du couturier. Teint pâle, décoloré. Une épistaxis la veille au soir. Fièvre, 38°3.

Traitement : lait toutes les trois heures.

> Salicylate de soude . . . . . . . 2 grammes
> Sirop d'écorce d'oranges amères. . ⎫
> Eau. . . . . . . . . . . . . . . ⎭ ââ 60 grammes

Une cuillerée à bouche dans l'intervalle de chaque prise de lait.

Huile de camomille camphrée sur les articulations doulou-reuses. Ouate par-dessus.

Le 27, genoux moins douloureux, poignet droit immobilisé par la douleur. Même traitement. T., 37°8.

Le 30, nouvelle épistaxis, très abondante. Pâleur de la face. Douleur du poignet droit persiste.

3 octobre. — N'est pas allé du corps depuis quatre jours. Cous-de-pieds douloureux. Le malade se sert de son poi-gnet droit.

Auscultation du cœur. Souffle au premier temps à la mitrale.

Traitement :

| | |
|---|---|
| Salicylate de soude. . . . . . . | 2 grammes |
| Sirop d'écorce d'oranges amères . | $\Bigg\}$ ââ 60 grammes |
| Eau. . . . . . . . . . . . . | |

Teinture de digitale: quatre gouttes matin et soir, pendant quatre jours, s'arrêter deux jours et recommencer.

Lavement purgatif :

| | | |
|---|---|---|
| Follicules de séné . . . . . . . | 8 grammes | |
| Sulfate de soude. . . . . . . . . | 12 | — |
| Eau bouillante. . . . . . . . . | 300 | — |

Le 7, température, 37°2. Presque plus de douleurs; toujours teint pâle.

Traitement :

| | |
|---|---|
| Salicylate de soude . . . . . . . | 1 gramme |
| Sirop d'écorce d'oranges amères. . . | $\Bigg\}$ ââ 60 grammes |
| Eau . . . . . . . . . . . . . . | |

Digitale à supprimer.

Le 9, douleur très vive dans le coude gauche. Genoux un peu douloureux.

Traitement :

> Salicylate de soude. . . . . . . . . 2 grammes
> Sirop d'écorce d'oranges amères . } ââ 60 grammes
> Eau . . . . . . . . . . . . . . }

Application d'huile de camomille camphrée. On reprend la digitale.

Le 13, fièvre complètement tombée. Douleur légère dans le coude et le bras droits. Les jambes sont libres.

Traitement :

> Salicylate de soude . . . . . . . 1 grammes
> Sirop d'écorce d'orange amère . . } ââ 60 grammes
> Eau. . . . . . . . . . . . . . }

Alimentation : potage et œufs.

Le 20, T. 39°7 le soir. — Douleur légère à la cheville gauche. Rien n'expliquant cette fièvre, on cherche du côté de l'appareil dentaire La troisième inférieure gauche pointe à peine.

Le 21, plus de fièvre, 36°2.

Le 30, le malade, considéré comme guéri, est renvoyé chez lui.

### Observation V

(PERSONNELLE)

Rhumatisme articulaire aigu ayant débuté par une angine. — Effet immédiat du salicylate de soude. — Aucune complication. — Guérison complète au dixième jour.

Le jeune Louis G., âgé de onze ans et demi, habite Montpellier avec son père, marchand de vins.

*Antécédents personnels.* — Il a eu la rougeole à neuf ans, est anémique depuis longtemps.

*Antécédents héréditaires.* — Mère morte d'infection puer-pérale, père arthritique.

CAUSES OCCASIONNELLES. — *Surmenage.* — L'enfant pen-dant une semaine a fait son travail et celui d'un employé absent, il a dû passer plusieurs nuits.

*Humidité.* — Obligé par sa *profession* de faire des séjours prolongés dans les caves.

Le mal débute brusquement le 11 décembre dernier par des douleurs dans les mollets et dans les genoux. Le soir même, douleur de la gorge, exaspérée par la déglutition.

Le lendemain 12 décembre, dès le matin, douleurs vagues dans les épaules, la gorge est toujours douloureuse, le fa-cie est remarquable : regard anxieux, traits tirés, lèvres sèches, langue saburrale, narines pulvérulentes. Le soir, presque toutes les articulations sont douloureuses, urines troubles, la nuit, insomnie complète.

*Cœur.* — Le premier bruit est un peu prolongé ; pas d'autres particularités à l'auscultation.

*Poumons.* — Respiration un peu rapide, quelques râles humides, légèrement sibilants aux bases, température, 38°9.

Le 13 et le 14, l'angine s'améliore, mais les autres phéno-mènes persistent.

Le 14, salicylate de soude 3 grammes dans la journée.

Le 15, genoux moins tuméfiés, mais toujours douloureux, urines moins chargées, température, 38°6 ; salicylate, 2gr. 50.

Le 16, température, 38°4 le matin ; 38°6 le soir ; articu-lations moins douloureuses ; salicylate, 2 grammes.

Le 17, douleurs articulaires, vagues, urines normales, la température ne dépasse pas 38° ; salicylate, 1 gr. 50.

Le 18, plus de douleurs, température, 37°5 ; l'enfant se plaint que le salicylate le fatigue (nausées, vomissements, bourdonnements d'oreilles). Suppression du salicylate.

Le 19, le bruit prolongé du premier temps que présentait le cœur et qui s'atténuait a complètement disparu, la température est à peu près normale, il ne reste aux articulations qu'un peu de raideur qui disparaît insensiblement et permet au malade de se lever le 21. Mais l'anémie est profonde et l'amaigrissement considérable.

## II

### ÉTIOLOGIE

Le rhumatisme chez l'enfant relève des mêmes causes que chez l'adulte, causes qui sont les unes *occasionnelles*, les autres *individuelles*.

Causes occasionnelles. — *Le froid* doit être mis en tête de ligne parmi les causes capables de provoquer le rhumatisme. Le froid peut frapper brusquement après un séjour sous la pluie ou sur la terre humide, ou bien lentement, insensiblement, par une action continue, habitation de maisons humides.

*Le surmenage* est un facteur puissant, mais l'enfant n'y est guère exposé.

*Le traumatisme* est une cause assez rare ; d'après plusieurs auteurs, il ne fait que réveiller des arthropathies chez les individus ayant déjà souffert de poussées rhumatismales. D'ailleurs, pour que le traumatisme joue un rôle dans l'éclosion du rhumatisme, il faut qu'il porte surtout sur une articulation.

AGE. — L'enfance n'est pas l'âge du rhumatisme.

Chomel (1) déclare que sur 73 cas de rhumatisme articulaire aigu, il n'a recueilli que deux observations concernant des enfants, l'un de huit et l'autre de neuf ans. Au-dessous de cinq ans le rhumatisme articulaire aigu devient une exception, cependant Fuller prétend avoir soigné un enfant de vingt mois.

Rillet et Barthez (2) rapportent un cas constaté sur un enfant de sept mois. Pocock (3) et Schæffer (4) ont cité chacun un cas de rhumatisme chez des nouveau-nés.

SEXE. — Dans l'enfance, en effet, où la manière de vivre des individus de sexe différent présente moins de dessemblance que dans le reste de la vie, le sexe ne peut jouer un très grand rôle et la plupart des auteurs s'accordent à dire que le rhumatisme articulaire aigu frappe indifféremment les garçons et les filles. Rillet et Barthez, puis d'Espine et Picot l'ont observé plus fréquemment chez les garçons; Fuller, au contraire, sur une statistique de quatre cent soixante-treize enfants rhumatisants traités dans une période de seize ans à l'hôpital des Enfants, de Londres, a relevé deux cent quarante-sept filles et deux cent vingt-six garçons. La différence n'est donc pas très sensible. Marfan est enclin à penser qu'il y a une légère prédominance du côté des filles. Nos observations ne sont pas assez nombreuses pour que nous puissions vérifier ces diverses assertions.

En dehors de ces deux causes banales, tirées de l'âge et du

---

(1) Chomel, *Leçons de clinique médicale.*

(2) Rillet et Barthez, *Traité des maladies des enfants*, Paris 1861.

(3) Pocock, *A case of acute rhum. occurring in a newly-born infant (The Lancet*, 11 novembre 1882).

(4) Schæffer, *Ein fall von acuten Gelenkreumalismus bei einer Mutter und deren neugeborenem Kinde (Berlin-klin. Woch.*, nº 5, 1886).

sexe, n'existe-t-il pas une prédisposition dont il faut chercher l'explication dans l'hérédité ?

Les statistiques nombreuses auxquelles nous pouvons nous reporter présentent des écarts considérables, si nous n'envisageons que le rhumatisme articulaire aigu. Lasègue ne le compte que vingt-deux fois chez les parents, sur 145 cas; Garrod et Cooke comptent l'hérédité dans une moyenne de 21 pour 100. Il est juste de dire que ce qui est héréditaire, ce n'est pas le rhumatisme lui-même, c'est l'état général, c'est le terrain propice au développement du germe de la polyarthrite, comme à l'éclosion du diabète ou de la goutte. C'est ce que l'on appelait autrefois *l'état diathésique* et que Bouchard qualifie de *trouble nutritif*. Aussi est-il important de aire une distinction entre l'hérédité infectieuse, excessivement rare, et qui se manifeste immédiatement après la naissance (comme dans les cas de Pocock et de Schæffer) et l'hérédité de terrain qui constitue une prédisposition très forte mise au jour dans le cours de la vie, plus ou moins longtemps après la naissance.

## DESCRIPTION

Les symptômes du rhumatisme articulaire aigu ne présentent pas chez l'enfant de différences essentielles avec ceux qu'il offre chez l'adulte, si ce n'est une moins grande gravité. Dans la description que nous allons aborder, nous nous bornerons donc à préciser seulement quelques points de détail.

ARTICULATIONS. — Chez les enfants, l'inflammation n'est pas intense, la douleur, la chaleur, la rougeur sont loin de répondre à ce que l'on rencontre chez l'adulte, le mal se cantonne en général dans les jointures primitivement intéressées, se déplace rarement. Les gaines synoviales sont prises de préférence à la synoviale elle-même, à la palpation on les trouve distendues

et l'on perçoit une légère crépitation comparable à celle ren-
due par un sac rempli d'amidon.

L'inflammation s'étendant à la fois aux synoviales et à leur
gaine, il en résulte que le gonflement chez l'enfant est plus
étendu que chez l'adulte. Le tissu cellulaire en effet se prend
au point que toutes les saillies de l'articulation disparaissent
et parfois le boursoufflement est tel que le médecin craint tout
d'abord une lésion d'origine lymphatique.

PÉRIOSTE ET OS. — Le rhumatisme infantile attaque quelquefois le périoste et l'os, mais c'est une exception, et, malgré
la douleur qu'éprouve l'enfant, le phénomène n'a pas de gravité.

MUSCLES. — Chez l'enfant, le cou est très douloureux sans
qu'aucun ganglion de la région soit engorgé, mais un fait presque constant dans le rhumatisme musculaire de l'enfant est la
contraction du sterno-mastoïdien et des muscles de la région
cervicale, ce qui immobilise la tête et le cou de l'enfant,
et provoque chez lui une grande difficulté de déglutition.
D'autres muscles (le deltoïde, les muscles de la cuisse et
même les interrosseux) peuvent aussi être atteints.

PEAU. — On observe aussi, mais rarement, de l'érythème
nerveux chez les jeunes sujets, et l'on a remarqué que cet érythème se manifeste de préférence chez les enfants qu'on laisse
aller les jambes nues. D'autres fois, on constate des érythèmes
diffus sur tous les membres ; lorsque ces divers érythèmes
coïncident avec le rhumatisme articulaire, on ne peut nier la
nature rhumatismale de la lésion cutanée. Enfin, bien qu'en
général le rhumatisme infantile ne soit pas caractérisé par des
sueurs abondantes, l'on observe dans certains cas une grande
transpiration, des urines chargées sans que les organes essentiels paraissent atteints et sans que l'examen approfondi du
malade révèle autre chose qu'une poussée rhumatismale.

MUQUEUSES. — La muqueuse buccale est parfois le siège d'une inflammation qui marque la première étape du rhumatisme. Le malade présente de la rougeur et de la douleur à la gorge, c'est l'angine du début, une angine diffusée, ne portant pas plus sur l'amygdale que sur la paroi pharyngienne. Il arrive aussi que la muqueuse nasale est aussi atteinte, les enfants éternuent alors constamment; bien que ce signe ne soit pas d'une grande valeur clinique il est bon de le mentionner.

Les muqueuses du tube digestif ne sont pas à l'abri de cette inflammation et certains troubles de l'estomac et du foie (vomissements, dyspepsies, embarras gastriques, indigestions, diarrhées) relèvent bien souvent d'une origine rhumatismale.

SYSTÈME NERVEUX. — Le rhumatisme infantile affectant le système nerveux est rare, et l'on cite comme une exception des cas de méningite rhumatismale. Le cerveau fonctionne d'une façon moins intense que chez l'adulte. Par contre, les congestions médullaires se rencontrent plus fréquemment qu'on ne le pense ; elles se manifestent par de la paraplégie.

REINS. — Le rein se congestionne très facilement dans le rhumatisme, d'où une douleur lombaire vive se propageant du côté de l'uretère et diminution dans le fonctionnement du rein. Les urines sont troubles, même bourbeuses, et contiennent parfois de petits calculs qui, passant dans la vessie, provoquent des cystites fort douloureuses.

## III

### MARCHE, DURÉE, TERMINAISON

Tous ces symptômes ne se constatent pas simultanément, mais surviennent au cours des diverses étapes de la maladie dont l'évolution, comme celle de toutes les maladies infectieuses, est caractérisée par trois périodes distinctes :

1° La période d'invasion ou de début;

2° La période d'état;

3° La période de déclin.

Début. — Tantôt le début de la maladie coïncide avec l'apparition des douleurs articulaires, tantôt ces douleurs sont précédées de douleurs musculaires, de courbature générale, de céphalalgie, et quelquefois d'angine légère.

Ces phénomènes précurseurs peuvent se prolonger plusieurs jours.

M. Rendu, au cours de son internat, a observé un cas relaté par M. Picot, où cette période prodromique avait duré près d'un mois chez un enfant de quatorze ans. Le plus souvent les fluxions articulaires s'établissent graduellement sans que l'enfant y prête une grande attention. Les jointures deviennent alors le siège de douleurs légères, vagues, mobiles, qui pendant les premiers jours n'empêchent l'enfant ni de marcher, ni de jouer. En général, les membres inférieurs sont les premiers atteints, quelquefois les hanches, où le mal se limite rarement, parfois, enfin, les membres supérieurs et le cou.

Période d'état. — Une fois constituée, la maladie s'accompagne en général d'une *fièvre modérée*.

M. Roger (1) rapporte deux cas de rhumatisme aigu généralisé où la température ne dépassa pas 38°. Cette fièvre est de courte durée, six à sept jours, au maximum.

Si l'élévation de la température persiste, il faut aussitôt penser à quelque complication ; mais s'il n'y a qu'une recrudescence transitoire, elle provient, la plupart du temps, d'un écart alimentaire, ou d'une excitation psychique. Presque toujours la fièvre subit des rémissions matinales, et plus les oscil-

(1) Roger, *De la chaleur animale* (*Arch. de méd.*, 1844).

lations sont étendues, moins la température élevée du soir a de signification fâcheuse.

Le pouls bat de cent à cent-vingt fois à la minute, il est ample, souvent dicrote, et ses variations sont généralement parallèles à celles de la température.

Les troubles digestifs s'observent peu, l'appétit est diminué, la constipation est fréquente.

L'urine est rare, forte en couleur, dense, fortement acide.

PÉRIODE DE DÉCLIN. — Au bout de quelques jours, bien que la raideur des articulations persiste encore, la défervescence arrive, elle s'effectue régulièrement, les douleurs et la tuméfaction disparaissent, l'appétit revient, le pouls devient régulier, l'urine augmente et ses matériaux reviennent en proportion normale.

CONVALESCENCE. — C'est le moment de la convalescence. On remarque alors, surtout si la maladie s'est tant soit peu prolongée, une anémie profonde des téguments et des muqueuses, résultat de la déglobulisation. M. Hayem (1) a démontré en effet que le rhumatisme est une des maladies les plus déglobulisantes, et que l'anémie est en rapport avec la durée et l'intensité de l'attaque.

« Il ressort de mes observations, dit-il, que ces altérations accompagnent toutes les manifestations du rhumatisme, aussi bien que les inflammations des synoviales articulaires, de sorte que l'état du sang donne la mesure exacte de la maladie, quel que soit son siège. On ne saurait méconnaître, au point de vue pratique, l'intérêt de cette loi générale qui permet d'affirmer l'existence des lésions rhumatismales en l'absence de toute lésion articulaire. »

Mais cette anémie, tout en éprouvant le malade qui en garde

(1) Hayem, *Du sang*, p. 916.

longtemps la trace, ne met pas sa vie en danger. Chez le rhumatisant, l'énergie et l'intelligence demeurent intactes, au point que Trousseau a pu dire : « Le rhumatisme n'éveille pas les sympathies cérébrales. » Au bout d'une dizaine de jours, la guérison arrive.

Rillet et Barthez ont vu la maladie se terminer en huit jours, et rarement se prolonger au delà de quinze. Vogel et Steiner sont du même avis.

Chomel adopte une moyenne de vingt jours.

D'Espine et Picot de huit à quinze jours. Nos observations ne dépassent pas ces délais.

Mais si la marche de la maladie est généralement courte, il ne faut pas oublier que des complications viscérales surviennent très fréquemment dans le rhumatisme infantile : l'endocardite et la péricardite en sont, chez l'enfant, les types principaux.

COMPLICATIONS. — Et d'abord, le mot « complications » est-il le mot propre en la circonstance ? Les affections rhumatismales du cœur ou de la plèvre ne doivent-elles pas être considérées, au point de vue nosologique, plutôt comme une extension de la maladie à une nouvelle séreuse que comme un fait étranger à sa marche régulière ? Cela paraît surtout évident lorsqu'on étudie le rhumatisme chez l'enfant. Le centre circulatoire, en effet, est ici un lieu d'élection, et dans les formes même les plus légères l'indocarde et la péricarde sont atteints avec une facilité telle que Bouillaud a pu dire avec raison : « Chez les jeunes sujets le cœur se comporte comme une articulation. »

Le système nerveux n'est guère plus épargné, et Caubet (1), dès 1872, écrivait : « Chez l'enfant dont l'individualité morbide est encore indécise, qui n'a d'autre caractéristique

(1) Caubet, *Des affections ulcéreuses du cœur* (Thèse de Paris, 1872, p. 95).

évidente qu'une grande susceptibilité du système nerveux, le rhumatisme se localise moins décidément aux articulations; il frappe le cœur, la plèvre, mais souvent aussi les centres nerveux et leurs enveloppes, d'où des syndromes choréiques et méningitiques.

ENDOCARDITE. — L'endocardite passe souvent inaperçue à ses débuts parce qu'elle évolue sans trouble apparent. Il est nécessaire d'ausculter chaque jour le cœur des rhumatisants, car les battements précipités et les palpitations font souvent défaut, et il ne faut pas les attendre pour poser un diagnostic.

Les signes d'auscultation qui permettent de reconnaître l'endocardite constituent une question de sémiotique des plus intéressantes et des plus discutées.

Pour beaucoup de cliniciens la présence des bruits de souffle suffit à établir son existence. « L'endocardite, dit Jaccoud, est caractérisée par l'apparition rapide ou brusque des phénomènes d'auscultation et de percussion qui sont propres aux lésions valvulaires chroniques. »

Le professeur Potain (1) n'est pas de cet avis. « Il faut chercher, dit-il, le vrai signe de l'endocardite aiguë, dans les modifications du timbre et de la sonorité des bruits normaux du cœur » ; il ne nie pas toutefois l'importance des bruits de souffle, « mais ces bruits de souffle, ajoute-t-il, n'ont aucun rapport avec ceux que l'on constate dans les lésions chroniques. »

L'assourdissement des bruits normaux a été noté sur la plupart des rhumatisants.

Le bruit aortique est à peu près aussi altéré que le bruit mitral. On trouve fréquemment les deux bruits altérés à la fois.

Cette altération se produit rapidement, du jour au lende-

(1) Potain, *Endocardite rhumatismale aiguë* (Clinique de la Charité, p. 158).

main, et il est assez difficile d'en mesurer l'étendue. « C'est le souvenir du bruit de la veille, qui permet surtout de juger l'altération que ce bruit a subi au moment où on le perçoit. Toutefois on trouve souvent, en ce qui concerne le bruit aortique, un moyen assez précis de juger le degré d'altération qu'il a subi, c'est de le comparer au bruit pulmonaire. Tandis que celui-ci reste clair et net, l'autre, par comparaison, s'assourdit et s'éteint de plus en plus. »

L'altération du bruit présente des degrés ; il peut être légèrement éteint, voilé, très assourdi, parfois tout à fait indistinct.

La persistance de ces bruits est très inégale, elle varie entre deux ou trois jours et des semaines entières ; la décroissance s'opère lentement, progressivement, mais parfois avec oscillations.

Le bruit, avant de reprendre son timbre doux, acquiert souvent une dureté inaccoutumée : « Il devient comme parcheminé, dit Widal, (1) et le caractère qu'il prend, en ce cas, est un singulier mélange de dureté et d'effacement qu'on ne pourrait guère indiquer qu'en le comparant au bruit qu'on ferait en frappant sur un tambour très tendu et recouvert d'un crêpe. »

Le phénomène passe donc presque régulièrement par les trois périodes de bruit éteint, bruit éteint et dur et bruit dur, pour retourner finalement à l'état de bruit normal. Les modifications de ce bruit, d'après Potain, permettent de suivre les modifications du tissu valvulaire. Au début, le bruit s'obscurcit parce que les valvules sont boursouflées et épaissies par les exsudats et les éléments migrateurs qui les infiltrent. Puis le bruit devient dur, et sec, lorsque le boursouflement a disparu et que la valvule devient dure, comme fibreuse.

(1) *Traité de médecine et de thérapeutique* (Brouardel, Gilbert, Girode, p.752).

Chez la plupart des sujets dont les bruits sont ainsi altérés, *des bruits de souffle* apparaissent, présentant le caractère des bruits cardio-pulmonaires. Ils siègent dans la région précordiale, où l'on n'entend presque exclusivement que des bruits extra-cardiaques (région préventriculaire gauche, région préinfundibulaire, région parapexienne); ils sont, de plus, mésosystoliques, doux, superficiels, et n'ont rien des souffles qui prennent naissance dans les orifices.

Il y a souvent rapport de coïncidence entre l'apparition de ces souffles et l'assourdissement des bruits normaux. Ils ne sont pas fatalement la conséquence de l'endocardite, mais ils en résultent fréquemment, sans doute à cause des modifications apportées au mode de contraction du cœur.

L'existence de ces bruits est donc plutôt une présomption qu'une preuve, sa coïncidence avec l'endocardite doit retenir l'attention, mais ne suffit pas pour établir un diagnostic. Il peut se faire, en effet, qu'unbruit de souffle, quel qu'il soit, provienne d'une lésion valvulaire, antérieure à la maladie actuelle.

C'est donc l'assourdissement des bruits du cœur qu'il faut rechercher de préférence dans l'endocardite. Si les bruits restent normaux, clairs, bien frappés, le cœur sortira indemne de la maladie, qui finira avec les arthropathies.

PÉRICARDITE. — La péricardite isolée est rare, elle est la plupart du temps liée à l'endocardite, elle se révèle par des palpitations, de la douleur précordiale exagérée à la pression, par de la gêne, de la déglutition. Le bruit de frottement localisé est le signe caractéristique de la péricardite sèche. La péricardite avec épanchement est rare.

Chez l'enfant, la péricardite qui se rencontre plus souvent que chez l'adulte aboutit en général à la symphyse, d'où l'asystolie progressive que l'on remarque dans ce cas, mais les complications cardiaques chez l'enfant n'ont pas la gravité de celles que l'on constate chez l'adulte.

Roger et Cadet de Gassicourt vont jusqu'à affirmer qu'ils ont observé la guérison, après plusieurs années, de l'endocardite rhumatismale manifestée pendant longtemps par des souffles organiques.

Le rhumatisme peut encore provoquer chez l'enfant de la *myocardite*. MM. Weil et Barjon (1) ont produit un travail intéressant sur un cas (contrôlé à l'autopsie) de myocardite parenchymateuse consécutive à une endocardite mitrale ancienne, chez un enfant mort d'asystolie.

Il est difficile d'expliquer la facilité remarquable qu'affecte le rhumatisme infantile à créer des lésions endocardiques. Chez le vieillard, qui est aussi un prédisposé à l'endocardite, l'usure et les intoxications créent cette disposition.

Mais chez l'enfant, le cœur, en raison de son activité réglée par les besoins de la croissance et de la nutrition, constitue, sans aucun doute, comme un lieu d'appel pour les éléments pathogènes capable de se fixer dans son tissu.

« Il y a aussi lieu de se demander, dit Jacobi, si l'étroitesse de l'isthme aortique (embouchure du canal artériel dans l'aorte), qui ne disparaît que lentement, ne place pas l'endocarde dans des conditions de surcharge mécanique capable de diminuer sa résistance aux agressions morbides. »

## IV

### MANIFESTATIONS PLEURO-PULMONAIRES

PULMONAIRES. — Les manifestations pulmonaires portent dans leurs caractères cliniques l'empreinte rhumatismale par leur évolution et par leur mobilité aussi bien que par leur

Weil et Barjon, *Archives de médecine expérimentale*, 1895, p. 205. *Un cas de myocardite d'origine rhum. chez l'enfant.*

nature congestive. La pneumonie peut venir compliquer le
rhumatisme comme une foule d'autres maladies infectieuses,
mais elle a une allure spéciale comme les autres accidents
pulmonaires propres au rhumatisme dont la congestion est le
caractère essentiel.

*Congestion pulmonaire aiguë généralisée.*— Cette forme,
caractérisée par l'œdème pulmonaire combiné à la congestion, est excessivement rare chez l'enfant. Elle est soudaine
et se manifeste brusquement par une dyspnée intense, les extrémités se refroidissent et se cyanosent, le pouls devient petit
et fréquent ; une écume sanguinolente apparaît sur les lèvres
et le malade meurt en quelques minutes. L'œdème peut survenir lentement. La congestion, localisée à l'un des sommets
s'étend alors peu à peu et provoque la dyspnée, la cyanose,
les râles généralisés, une expectoration considérable de cra-
chats aérés, spumeux, parfois striés de sang, enfin la mort par
asphyxie.

*Congestion pulmonaire partielle avec troubles fonction-*
*nels.* — Elle s'accuse par une toux fréquente, par de l'oppression et par une expectoration abondante tantôt visqueuse,
tantôt blanche et muqueuse. D'après Bernheim, le signe
physique, souvent le premier constaté à l'examen du thorax,
est une diminution de sonorité à l'une des régions pulmonaires, soit dans une base, soit plus souvent à l'un des sommets
sous la clavicule ou dans une fosse sus-épineuse. Cette localisation, au sommet, de la matité ou de la submatité si manifeste que, quand on l'observe pour la première fois, elle donne
l'idée d'induration tuberculeuse, mérite d'être signalée, car
elle est pour ainsi dire spéciale à la congestion rhumatismale ;
la congestion hypostatique et cardiaque débute, en effet, toujours dans les régions déclives. Cette zone de submatité peut
passer d'un côté à l'autre et suivre la marche capricieuse des

déterminations rhumatismales. A son niveau, l'auscultation révèle tout d'abord un affaiblissement du murmure vésiculaire, puis une respiration rude, soufflée, avec ralentissement de la toux et de la voix ; si l'intensité de la congestion augmente, on perçoit des râles secs, ronflants et sibilants, et si la muqueuse bronchique est enflammée on peut même constater des râles humides, muqueux et sous-crépitants.

Cette forme a été souvent considérée comme une pneumonie rhumatismale, mais Lebreton (1) a réfuté, au point de vue anatomo-pathologique, la justesse de cette dénomination, et les rares autopsies que l'on a pu faire en pareil cas n'ont révélé que des lésions de congestion et d'œdème. Il faut remarquer cependant que la localisation de la congestion au sommet n'est pas particulière au rhumatisme ; on l'observe dans d'autres maladies infectieuses, notamment dans la fièvre typhoïde. Elle se termine le plus souvent par la guérison.

*Congestion latente.* — C'est la forme la plus fréquente. Elle évolue sans trouble fonctionnels, sans toux, sans expectoration, sans oppression ; on ne peut la reconnaître que par l'auscultation et la percussion qui permettent de constater de la matité, une respiration obscure ou légèrement soufflante, des râles muqueux fins ou bien sibilants. Bien que toujours nécessaire, l'auscultation est ici de la plus haute importance, car elle permet seule d'apprécier les localisations pulmonaires qui sont très souvent la conséquence d'une lésion cardiaque.

*Pleurésie rhumatismale.* — En général, la pleurésie qui survient au cours du rhumatisme succède à l'inflammation de l'endocarde et du péricarde, et c'est en raison des rapports anatomiques de la plèvre et du péricarde que l'on constate plus fréquemment la pleurésie à gauche. Lasègue (2) en a

(1) Lebreton, *Manifestations pulmonaires chez les rhumatisants et les arthritiques* (Thèse de Paris, 1884).

(2) Lasègue, *Les pleurésies. (Etudes médicales*, t. II, p. 879).

étudié et défini le type : « Le processus anatomique de cette pleurésie, dit-il, est absolument identique à celui de la fluxion rhumatismale des jointures ; les mêmes tissus sont envahis dans les deux cas et ils le sont dans le même ordre. » La plèvre, en effet, peut-être considérée comme la synoviale de l'articulation du poumon et du thorax. Or, de même que le rhumatisme articulaire débute par le tissu fibreux qui entoure l'articulation pour s'étendre à la synoviale, de même, dans la pleurésie rhumatismale, la localisation se fait d'abord dans le tissu fibreux qui tapisse la face profonde de la cavité thoracique.. Cela explique la dénomination de *pleurésie fibreuse* employée souvent pour désigner la pleurésie rhumatismale.

Au début, le malade ressent un point de côté très douloureux, non circonscrit comme dans la névralgie, mais occupant deux, trois espaces. La pression, les mouvements du malade, l'inspiration prolongée l'exagèrent. « La meilleure preuve, dit encore Lasègue, qu'il s'agit évidemment d'une douleur de la paroi, c'est que cette douleur disparaît presque complètement quand on enveloppe le thorax d'un bandage serré. »

L'épanchement ne survient que quelques heures après le point de côté ; il présente les signes de tout épanchement pleural ; toutefois le souffle voilé et l'égophonie ont ici une très grande netteté. En général, il s'enkyste et se collecte à la partie postérieure du thorax, d'où le nom de *pleurésie en galette* par opposition à la *pleurésie tournante* qui se répand en tout sens. Parfois l'épanchement peu considérable décroît et guérit rapidement, le plus souvent les deux côtés se prennent.

Toutes ces manifestations sont exceptionnelles dans le rhumatisme infantile.

CHORÉE, RHUMATISME CÉRÉBRAL.— Mais les manifestations

cardiaques et pulmonaires ne sont pas les seules modalités qu'affecte dans sa généralisation le rhumatisme articulaire aigu chez l'enfant. Il en est une d'une réelle importance, qui a donné lieu déjà à d'intéressants travaux, et qui semble être l'apanage exclusif de l'enfance. C'est la chorée. En 1850, M. G. Sée a publié une démonstration lumineuse des rapports du rhumatisme et de la chorée, mais ses théories ont soulevé des contradictions. Nous ne saurions, sans dépasser les limites mêmes de notre sujet, entrer dans cette discussion. Il nous suffit de penser avec Triboulet (1) et Marfan que la chorée dépend d'une maladie infectieuse frappant de préférence les sujets de cinq à vingt ans, prédisposés par l'hérédité névro-pathique.

Mais si nous admettons que toutes les maladies infectieuses peuvent donner naissance à la chorée, nous ne saurions nier que le rhumatisme est la cause directe de la moitié des cas au moins.

La chorée se manifeste parfois au cours de l'attaque articulaire, mais le plus souvent au déclin de la maladie lorsque l'enfant, encore au lendemain de la période d'état, se trouve exposé à une rechute.

Une forme spéciale du rhumatisme, très rare chez l'enfant, et lorsqu'elle se produit intimement liée à des manifestations choréiques, c'est le rhumatisme cérébral. D'Espiné et Picot n'ont pu recueillir que quinze observations, ce qui démontre son peu de fréquence. Dans certains cas, le rhumatisme cérébral ne se manifeste que par un simple délire, dans d'autres, le délire est suivi d'un état comateux avant-coureur de la mort. L'autopsie a démontré les lésions de la méningite hyperhémique ou exsudative.

D'après Roger « la chorée est cliniquement liée au rhuma-

(1) Triboulet, *Du rôle possible de l'infection dans la pathogénie de la chorée* (Thèse de Paris, 1893).

tisme cérébral, elle l'accompagne presque nécessairement, si même elle n'en est pas l'expression symptomatique. » Ca let de Gassicourt cite une observation où la chorée se termine brusquement par une attaque mortelle de rhumatisme cérébral. Le plus souvent, selon l'avis de d'Espine, et Picot, l'enfant est pris, dans le cours d'un rhumatisme aigu, compliqué en général d'une affection cardiaque, de délire, quelquefois d'hallucinations ; puis les yeux, la face, les membres deviennent le siège de mouvements désordonnés qui se continuent jusqu'à la mort ou, si la maladie se termine favorablement, persistent même après la disparition des autres accidents nerveux. Cette variété chronique du rhumatisme cérébral guérit plus souvent que les autres, mais elle peut laisser après elle un affaiblissement momentané de l'intelligence.

RHUMATISME SPINAL. — Le rhumatisme spinal a été quelquefois observé dans le jeune âge ; Trousseau, Grisolle et Bouchut ont vu chez un enfant le rhumatisme s'accompagner d'une paraplégie passagère. D'Espine et Picot ont vu, chez un garçon de neuf ans, une paraplégie consécutive à un rhumatisme se compliquer de chorée.

Les autres manifestations du rhumatisme articulaire ne se rencontrent guère chez l'enfant; on n'y observe pas d'autres rhumatismes musculaires que le torticolis auquel il est assez. sujet.

Notre tâche serait incomplète si, pour terminer cette revue rapide des diverses formes du rhumatisme articulaire aigu, nous ne faisions pas mention d'un phénomène qui appartient pour ainsi dire en propre au rhumatisme infantile Nous voulons parler de l'apparition, dans certains cas, de nodosités dures au niveau des gaines synoviales des tendons et même partout où la peau n'est séparée des os que par du tissu fibreux (rotule, olécrâne, malléoles, apophyses épineuses, crâne) et là où elle recouvre directement une épaisse aponévrose (paume de la main).

Meynet (1), le premier, en donna une description détaillée, fournie par un garçon de quatorze ans atteint pour la troisième fois de rhumatisme articulaire, Généralement indolentes, sauf au début, où elles provoquent parfois de très vives douleurs, ces tumeurs sont mobiles et semblent adhérer par un pédicule aux tendons, au périoste ou aux aponévroses.

Meyer (2), dans une autopsie, a constaté qu'elles sont constituées par du tissu fibreux.

Lindmann (3) dit que ces *fibrochondromes* se rencontrent surtout chez les enfants, il en a relevé quarante-six cas sur cinquante.

Brissaud (4) prétend qu'ils s'observent dans les formes graves et qu'ils accompagnent en général une cardiopathie ; il en a vu qui, siégeant à la nuque et au dos, provoquaient le gonflement des ganglions axillaires (bubon rhumatismal).

(1) Meynet, *Lyon Médical*, 1875, 5 décembre.
(2) Meyer, *Berl. klin. Woch.*, 1882, n° 31.
(3) Lindmann, *Deutsche med. Woch.*, 1888, p. 519.
4) Brissaud, *Revue de médecine*, avril 1885.

# CHAPITRE III

## I

## DIAGNOSTIC

Le diagnostic du rhumatisme infantile offre quelque difficulté. Sans insister sur les douleurs *osseuses de croissance*, nous rappellerons les cas où plus particulièrement les articulations sont affectées dans l'enfance (*ostéomyélite, pseudo-rhumatismes infectieux de la blennorragie et de la scarlatine, pseudo-paralysie syphilitique, tuberculose, purpura rhumatoïde*) et nous en dégagerons les traits essentiels.

*Les douleurs de croissance*, que quelques auteurs font intervenir dans le diagnostic, ne sauraient être un objet d'hésitation pour le praticien. Elles ne s'observent en effet que lorsque la taille s'est accrue rapidement en quelques semaines et même en quelques jours, de plus leur siège n'est pas articulaire, mais juxta-épiphysaire, et le plus souvent elles se font sentir au-dessous des condyles du tibia et au-dessus des condyles du fémur.

*L'ostéomyélite* peut plus facilement donner le change, surtout à son début et si elle ne reste pas localisée à une seule jointure. En général elle est mono-articulaire, ce qui constitue un caractère différentiel très important. Mais, en outre, l'élévation de la température, l'état typhoïde où se trouve plongé le malade, la tuméfaction intense et la fluctuation profonde au niveau des points douloureux, sont autant de symptômes qui assurent d'une façon décisive le diagnostic.

## PSEUDO RHUMATISMES INFECTIEUX

Les arthropathies qui surviennent au cours d'une maladie infectieuse ont des caractères spéciaux.

On peut dire que chaque pseudo-rhumatisme infectieux a ses jointures de choix, la blennorragie a une préférence pour le genou et le poignet, la fièvre typhoïde pour la hanche, la pneumonie pour l'épaule, la scarlatine pour les doigts. Mais ce n'est là qu'un détail et non une règle absolue. Nous trouvons entre les pseudo-rhumatismes infectieux et le rhumatisme franc des différences plus importantes. Les pseudo-rhumatismes à streptocoques ont une tendance à se terminer par une arthrite suppurée avec phénomènes généraux graves de septicémie ou de pyohémie, le rhumatisme articulaire aigu, au contraire, ne suppure jamais.

Le salicylate de soude, qui agit d'une façon si prompte dans le rhumatisme franc, est beaucoup moins efficace dans les pseudo-rhumatismes.

Parmi ces derniers, celui qui prête le plus à confusion quant au diagnostic est sans contredit le :

## PSEUDO-RHUMATISME BLENNORRAGIQUE

Il n'est pas rare chez l'enfant, dont les muqueuses sont facilement contaminées (souvent même au cours de l'accouchement) par la mère elle-même, lorsqu'elle est atteinte de vaginite blennorragique. L'ophtalmie blennorragique et la vulvo-vaginite des petites filles, récemment étudiée sont la source habituelle de ce genre d'arthrite.

L'arthrite blennorragique se distingue des manifestations articulaires du rhumatisme franc, en ce qu'elle est, dès le début, beaucoup plus douloureuse, l'articulation présente un œdème rouge qui donne l'illusion du phlegmon (mais les ganglions du voisinage sont intacts); la fluctuation fait défaut; le genou, le poignet, les articulations sterno-claviculaires sont affectés de préférence; tantôt un épanchement séreux se forme dans la jointure pour se résorber ensuite très lentement, tantôt, au contraire, le membre, sous un simple œdème persistant, finit par devenir impotent et par s'ankyloser, si l'on n'y veille de près; tantôt, enfin, l'arthrite devient franchement purulente. De tous les pseudo-rhumatismes, c'est le rhumatisme blennorragique qui a le plus de tendance à former du tissu fibreux dans les articulations.

### PSEUDO-RHUMATISME SCARLATINEUX

Depuis la thèse de Bourcy, les arthropathies consécutives à la scarlatine sont considérées comme des pseudo-rhumatismes infectieux, contrairement aux théories de Blondeau, qui identifiait le rhumatisme à la scarlatine et aux idées de Peter, qui affirmait le réveil de la diathèse rhumatismale sous l'influence de la scarlatine.

Ce rhumatisme, qui évolue sous l'influence du streptocoque, diffère du rhumatisme articulaire, en ce qu'il se limite à l'exsudation fibrineuse, dans les formes légères, et qu'il devient purulent dans les formes graves; d'où il résulte deux formes bien distinctes de rhumatisme scarlatineux : l'une séreuse, l'autre suppurée. La forme séreuse, plus fréquente, affecte un petit nombre d'articulations et se porte, de préférence, sur l'articulation atloïdo-axoïdienne, ce qui provoque le rhumatisme cervical, décrit par Graves. Cette forme séreuse est tardive. L'autopsie a révélé une forme osseuse de rhumatisme scarlatineux, caractérisé, dans ce cas, par des lésions et des déformations des extrémités osseuses.

La forme suppurée, assez rare, ne survient que dans les cas d'infection généralisée par le streptocoque, que l'on rencontre, dans certains cas, associé au staphylocoque. Elle ne diffère pas des autres arthrites suppurées, mais l'existence de la scarlatine est ici l'élément primordial du diagnostic.

### PSEUDO-PARALYSIE SYPHILITIQUE

Les altérations osseuses de la syphilis héréditaire (maladie de Parot) pourraient, à première vue, se confondre avec le rhumatisme articulaire, à cause de l'inertie des membres, de leur impotence partielle ou totale, et surtout à cause de la tuméfaction et de la fluctuation que l'on constate aux jointures. Mais, dans la maladie de Parot, les lésions des os sont nombreuses et très étendues, et la pseudo-paralysie est causée par le décollement des épiphyses, dû à une ostéite juxta-épiphysaire. De plus, les lésions articulaires siègent dans les grandes articulations et accompagnent les suppurations osseuses.

TUBERCULOSE. — Nous avons vu que, chez l'enfant, la région cervicale est souvent atteinte par le rhumatisme articulaire aigu. Le diagnostic peut être embarrassant en ce que le rhumatisme cervical peut, dans ce cas, se confondre avec le *mal de Pott sous-occipital*. Un examen attentif permettra d'établir une distinction. Le mal de Pott diffère du rhumatisme articulaire par l'absence d'un début brusque, fébrile et douloureux ; sa marche est lente, insensible, insidieuse, ne s'accompagne pas de douleurs dans les autres jointures, ni de déterminations cardiaques.

De plus, bien que les mouvements de la tête soient pénibles et difficiles, ils sont encore possibles.

Dans la période avancée, les abcès ostéopathiques intra-pha-

ryngiens ne permettent plus de doute sur la nature tuberculeuse du mal.

PURPURA RHUMATOÏDE. — Il faut aussi éviter de confondre
le rhumatisme articulaire aigu avec le *purpura rhumatoïde*
(encore appelé pseudo-exanthématique ou myélopathique),
trois ordres de symptômes caractérisent ce dernier : une
éruption purpurique, des douleurs gastro-intestinales, et des
douleurs articulaires parfois accompagnées de tuméfaction.
Ces phénomènes étaient autrefois rattachés au rhumatisme
franc dont l'éruption purpurique était considérée comme une
manifestation propre (péliose rhumatismale de Schœnlein).

Aujourd'hui, le purpura rhumatoïde est considéré comme
une affection distincte, l'éruption et les douleurs gastro-intestinales permettent de le reconnaître assez facilement.

## II

### PRONOSTIC

Si nous tenons compte seulement de la gravité immédiate
du rhumatisme infantile, nous le trouverons plus bénin que
celui de l'adulte. La maladie a moins d'intensité, ses symptômes sont moins alarmants et nous avons vu que les phleg-
masies viscérales elles-mêmes peuvent ne s'accompagner que
d'une réaction générale légère et l'endocardite guérir sans
laisser de traces. La forme cérébrale est beaucoup plus rare,
et, toutes proportions gardées, moins souvent mortelle. Mais
la grande fréquence des manifestations cardiaques et les redou-
tables conséquences auxquelles ces affections exposent souvent
le malade pour le reste de sa vie, aggravent le pronostic de la
maladie au point de vue de l'avenir.

Quelquefois même les accidents mortels ne se font pas attendre et, d'autre part, les syndromes choréiques, qui suivent parfois le rhumatisme infantile, peuvent persister pendant des années et apporter le désordre et le trouble dans l'existence de l'enfant.

# CHAPITRE IV

## TRAITEMENT

Le traitement du rhumatisme articulaire aigu a fait de grands progrès depuis l'introduction dans la thérapeutique des préparations salicyliques. Nous ne pouvons guère insister sur les divers traitements qui ont été préconisés avant l'emplo du salicylate. Cependant la saignée générale recommandée par Bouillaud compte encore quelques partisans ; les ventouses, les vésicatoires sur les jointures sont abandonnés de tous. Les préparations de colchique, *le veratrum viride*, le gaïac, l'acouit, le sulfate de quinine, le bicarbonate de soude sont susceptibles de rendre encore des services, mais ils ne jouissent plus de la faveur qu'ils avaient autrefois.

C'est Mac Lagan, qui, le premier, en 1874, considérant le rhumatisme articulaire aigu comme une forme de l'impaludisme, fut amené à expérimenter un succédané de la quinine, *la salicyne*. Ce glucoside donna des résultats merveilleux. A la même époque, Buss de Saint-Gall employait l'acide salicylique dont Kolbe avait étudié et reconnu les propriétés antiseptiques. En 1876 et 1877, Stricker déclarait que l'acide salicylique était le véritable spécifique du rhumatisme. C'est alors que Germain Sée, dans un rapport mémorable, exposa à l'Académie de médecine l'action physiologique de ce médicament et établit d'une façon précise le traitement du rhumatisme.

LE SALICYLATE. — SON ACTION. — « *Le salicylate, dit-il, ne s'attaque pas au rhumatisme, il ne combat que la douleur et la fluxion articulaires.* »

Il est difficile, en effet, de savoir si le salicylate procède par une action directe ou indirecte sur le rhumatisme, l'agent pathogène de ce dernier étant inconnu, mais il est permis de reconnaître avec Vulpian que l'action du salicylate sur les centres nerveux n'est pas absolue, car « le salicylate de soude, qui calme et fait disparaître certaines douleurs, n'a aucune action sur certaines autres. » Il en est de même pour son action sur les terminaisons des nerfs articulaires, car beaucoup de douleurs articulaires ne sont nullement influencées par ce médicament. La même raison doit faire rejeter une action spéciale sur l'appareil vaso-moteur, car les congestions articulaires non rhumatismales ne sont pas influencées.

On ne peut guère considérer le salicylate comme antipyrétique, car la douleur et même la tuméfaction disparaissent souvent des jointures avant que la température ne s'abaisse.

Bing a expliqué l'influence curative du salicylate par l'action que l'acide salicylique libre exerce sur le protoplasma ; il justifie ce dédoublement (qui n'a pas lieu dans le sang normal) par l'effet, chez le rhumatisant, de l'acide carbonique qui, au niveau des tissus enflammés, exerce une plus haute tension. Mais personne encore n'a pu isoler du sang l'acide salicylique libre.

Après avoir rejeté ces diverses hypothèses, Vulpian, de son côté, pense que le salicylate agit d'une façon élective sur les éléments anatomiques des synoviales articulaires, lorsque ces éléments ont subi la modification pathologique spéciale que leur imprime le rhumatisme. Si cette opinion a le mérite de satisfaire la curiosité du physiologiste remarquable qu'était Vulpian, elle a le grand tort d'éliminer toute action indirecte et de ne pouvoir être démontrée dans sa partie positive.

Nous sommes donc obligés, pour avoir une idée à peu près exacte du mode d'action du salicylate, de procéder par comparaison et de voir comment se comportent les médicaments qui ont avec lui ce que l'on peut appeler une parenté pharmacodinamique.

L'antipyrine, la phénacétine, l'exalgine *sont des analgésiques*, et pourtant, pas plus que le salicylate de soude, ils n'agissent indifféremment sur toute espèce de douleur; ils respectent comme lui la sensibilité cutanée. Ils sont aussi des *antipyrétiques*, et pourtant ils ne modifient pas la température de l'être normal, mais ils abaissent celle qui est pathologique, relevant de causes diverses. Ils sont enfin des modificateurs du système nerveux. Or ces médicaments exercent une influence incontestable sur le rhumatisme articulaire aigu, ce qui permet de supposer que le salicylate de soude doit sa spécificité contre le rhumatisme à des propriétés antipyrétiques et analgésiques plus spécialement mises en œuvre dans ce genre d'infection.

Sous l'influence du salicylate, la douleur, en effet, diminue rapidement, le mal se limite, les articulations se dégagent.

———

Le rhumatisme articulaire aigu se présentant à la fois sous la forme d'une infection générale et de manifestations locales, il faut y répondre par un traitement général et par un traitement local.

### TRAITEMENT GÉNÉRAL

Tout d'abord, des prescriptions d'ordre élémentaire s'imposent. Pour le traitement infantile comme pour celui de l'adulte, il faut exiger le repos ; le lit est le seul moyen d'imposer à l'enfant une tranquillité et une immobilité sans lesquelles la guérison pourrait se faire longtemps attendre; les draps doivent être légers et soutenus au besoin, pour éviter tout frottement; dans la chambre, bien aérée, on doit s'appliquer à prévenir les courants d'air. Une alimentation légère s'impose : lait et bouillon. Des purgatifs répétés sont nécessaires tout d'abord pour combattre la constipation. Les boissons chaudes, contre lesquelles on s'est élevé pendant longtemps, sont d'une grande utilité. Ayant à envisager une maladie où il y a beaucoup de déchets, il faut que le rein fonctionne avec activité. Les tisanes chaudes diurétiques (queues de cerises, chiendent, oxymel scillitique), remplissent parfaitement ce but. Le lait, qui est à la fois un diurétique et un aliment par excellence, est d'un puissant secours, il constituera le fond du régime. Si l'enfant ne le prend pas volontiers, on peut l'aromatiser avec un peu de caramel, qui a l'avantage d'en modifier le goût et d'en nuancer la couleur.

La partie médicale du traitement consiste essentiellement dans l'administration du *salicylate de soude*. Les enfants le supportent. Mais les auteurs ne sont pas tous d'accord dans leur façon de le prescrire. Certains, comme Auscher et Marfan, sont partisans de donner dès le début la dose maxima :

1 gramme, au-dessous de deux ans.

2 grammes, entre deux et cinq ans.

3 à 4 grammes, de cinq à douze ans.

Ils maintiennent cette dose pendant les deux ou trois premiers jours, au bout desquels la sédation est obtenue, puis diminuent de 0,50 centigrammes par jour jusqu'à 1 gr. 50 qu'ils persistent à donner jusqu'au dixième, douzième et même quinzième jour. Cette méthode, disent-ils, à l'avantage de prévenir les récidives.

D'autres, comme J. Simon, prétendent que c'est une erreur de donner de fortes doses au début. Ils conseillent :

0,50 centigrammes le premier jour, 1 gramme le deuxième
jour, 1 gr. 60 le troisième jour, et ainsi de suite jusqu'à 3 grammes et 3 gr. 50. A ce moment, il y a déjà diminution des symptômes douloureux et fluxionnaires. Au bout de deux jours de
la dose maxima, il diminue jour par jour de 3 grammes à
2 gr. 50, puis à 2 grammes et 1 gr. 50 qu'il maintient pendant
huit jours, ce qui coïncide avec la durée habituelle du rhumatisme infantile.

Dans le service de M. le professeur Baumel nous avons eu
maintes fois l'occasion de voir administrer le salicylate de
soude à des enfants. M. Baumel ne dépasse pas 1 gramme
par jour pour les enfants de six à dix ans, et 2 grammes pour
les enfants de dix à quatorze ans. Les malades se trouvent
bien de ce traitement.

Dans tous les cas, le médecin doit se laisser guider pour
la prescription des doses par l'intensité plus ou moins grande
de la poussée rhumatismale et par l'état de résistance du sujet
qui, dans le jeune âge, est en général faible et débile.

Bien que les enfants, comme nous l'avons dit, supportent
facilement le salicylate, il en est parmi eux qui éprouvent les
phénomènes toxiques auxquels donne parfois lieu l'ingestion
de ce médicament. On voit alors se déclarer des troubles gastriques, des vomissements, des bourdonnements d'oreilles et
même une surdité temporaire, plus rarement le malade a des
vertiges, des épistaxis exceptionnellement, du délire. En pareil
cas, il faut supprimer l'administration par voie buccale ; Marfan, à l'instar de Bourget (de Lausanne), conseille la voie
cutanée ; il formule comme lui :

Axonge . . . . . . . . . . : . .⎫ ââ 50 grammes
Lanoline. . . . . . . . . . . .⎭

Térébenthine . . . . . . . . .⎫ ââ 10 grammes
Acide salicylique. . . . . . .⎭

Il enduit de ce liniment les articulations atteintes qu'il enveloppe ensuite de bandes de flanelles. Unna, Guttmann, sont partisans de ce procédé

Linossier préfère le salicylate de méthyle ; on peut le prescrire sous forme d'essence de Wintergreen.

Erlanger (1) administre le salicylate en lavements :

Salicylate de soude. 4 ou 6 ou 8 grammes selon l'âge
Eau . . . . . . . 100 centimètres cubes.
Teinture d'opium.... 0 gr. 50, 1 gramme ou 1 gr. 50 selon l'âge
A prendre en une fois.

Lemanski (2) emploie les suppositoires :
Salicylate de soude . . . . . 1 gramme
Beurre de cacao. . . . . . Q. S.
pour un suppositoire n° 3 ou 4 ou 5 selon l'âge.

M. Gillet (3), dans la *Gazette des maladies infantiles*, donnait ces jours derniers trois formules qui méritent d'être mentionnées. Voie buccale :

Salicylate de soude..... 0.50 centigrammes par année d'âge
Sirop de fleurs d'oranger... ⎫
Eau distillée de laitue. . . . ⎭ ââ 30 à 60 grammes selon l'âge

Par cuillerées à café toutes les heures dans un peu de lait. En cas de refus ou d'intolérance. Voie rectale :

Salicylate de soude...... 0.50 centigrammes par année d'âge
Beurre de cacao. . . . 4 à 8 grammes selon l'âge
Cire.. . . . . . . . . Q. S.

Pour quatre suppositoires à appliquer d'une façon également espacée dans les vingt-quatre heures. Voie cutanée. On peut aussi avoir recours à la pommade suivante, en applications sur les jointures :

Salicylate de méthyle . . . . . . 1 gramme
Menthol . . . . . . . . . . . . 0.20 centigrammes
Vaseline . . . . . . . . . . . . 30 grammes

---

(1) Erlanger, *Deutsche Arch. für Klin. Med.*, 1894 (*Bulletin méd.*, 1894, p. 841).

(2) Lemanski, *Bulletin médical*, 1893, p. 864.

(3) Gillet. Reproduit par la *Gazette des hôpitaux*, 25 février 1902, p. 220.

## Contre-indications

Les cas de contre-indication formelle sont rares chez l'enfant ; pourtant, lorsqu'il y a des *affections organiques* du cœur, il convient de ne donner le salicylate qu'avec prudence.

*L'imperméabilité rénale* s'oppose à l'ingestion du salicylate ; aussi faut-il s'assurer, avant toute chose, de l'intégrité de l'appareil rénal.

*L'albuminurie*, quand elle relève d'une cause antérieure au rhumatisme actuel, n'est pas une contre-indication absolue, mais il vaut mieux s'abstenir du salicylate.

Parmi tous les médicaments qui peuvent remplacer le salicylate de soude lorsqu'il est contre-indiqué, *l'antipyrine* est celui qui offre le plus d'intérêt pratique. L'enfant peut en absorber facilement 2 et 3 grammes par jour selon son âge.

On peut employer aussi *le salol, le bétol, la salipyrine*, mais leur action paraît moins efficace.

On a préconisé aussi les injections sous-cutanées d'antipyrine, mais elles sont douloureuses et souvent suivies d'abcès.

Guttmann conseille, de préférence, le *salophène* ; ce produit a, paraît-il, l'avantage de se dédoubler en salicylate de soude dans l'économie, d'être bien toléré par l'organisme, de n'irriter ni l'estomac, ni le système nerveux (1).

### TRAITEMENT LOCAL

Malgré toute l'importance que nous accordons au traitement général, le traitement local ne doit pas être négligé, il consiste, surtout, à combattre la douleur par des liniments calmants et par la chaleur. Les onctions sur les jointures et les

(1) Huot, *De l'action du salophène dans le rhumatisme articulaire aigu* (Thèse de Paris, 1895).

enveloppements ouatés répondent ce but.

Marfan conseille les applications de baume tranquille.

J. Simon emploie le liniment suivant :

| | |
|---|---|
| Extrait de belladone . . . . . | 2 grammes. |
| Huile de jusquiame . . . . . . | 15 — |
| Huile de camomille . . . . . . | 30 — |

Enduire les articulations douloureuses avec la main, très doucement et sans violence, puis les entourer d'ouate et de taffetas ciré pour assurer une chaleur constante. Cette préparation a l'avantage d'activer la circulation locale et de combattre les dépôts qui peuvent se former dans l'articulation.

A. Robin donne l'excellente formule que voici :

| | |
|---|---|
| Baume tranquille. . . . . | 40 grammes |
| Extrait thébaïque. . . . . ⎰ ââ 2 — | |
| Extrait de jusquiame. . . ⎱ | |
| Extrait de belladone. . . | 10 — |

G. Lyon, de son côté, prescrit :

| | |
|---|---|
| Laudanum. . . . . . . . ⎰ | |
| Chloroforme . . . . . . . ⎱ ââ 50 grammes | |
| Huile de jusquiame. . . ⎰ | |
| Baume tranquille . . . . ⎱ | |

Enduire les articulations douloureuses et les entourer d'ouate que l'on recouvrira de taffetas imperméable.

Lorsque la fièvre a disparu, ainsi que le gonflement articulaire, il convient d'instituer *un nouveau traitement général* pour combattre l'anémie persistante, et *un autre traitement local* destiné à dissiper les raideurs qui restent dans les articulations.

*Les préparations ferrugineuses* sont efficaces contre l'anémie, on donnera la préférence à *l'iodure de fer en sirop*; l'iode pouvant agir sur les exsudats et en activer la résorption.

*L'iodure de potassium*, à petites doses, est indiqué dans les cas où des craquements persistent dans les jointures.

*Le massage péri-articulaire* ramène peu à peu la souplesse des articulations.

*La compression* triomphe des épanchements qui peuvent survenir.

Par la suite, *les bains de vapeur, les bains sulfureux* (Luchon, Barèges, Aix-les-Bains, Bourbonne les-Bains) seront d'une grande utilité.

Il ne suffit pas de combattre les suites du rhumatisme, il faut en prévenir les récidives. Les malades devront donc éviter tout ce qui peut les exposer à de nouvelles poussées : le surmenage, le froid humide. Ils s'appliqueront enfin à combattre la diathèse arthritique par un régime alimentaire convenable (réduction des aliments azotés et fermentescibles, suppression des boissons alcooliques); ils activeront les fonctions de la peau et du système nerveux (exercice de corps, vie en plein air, lotions tièdes et froides, frictions sèches.)

Nous n'insisterons pas sur *les divers traitements des complications* du rhumatisme articulaire aigu, chacune de ces manifestations comportant un traitement propre dont les détails élargiraient considérablement le cadre de notre sujet. Mais nous ne pouvons négliger quelques points essentiels. Dès les premières manifestations *du rhumatisme cerébral,* l'on doit énergiquement recourir à *l'hydrothérapie froide.*

Le bain froid doit être donné à 20°, avec affusion d'eau froide sur la tête, suivant les principes de la méthode de Brand appliquée à la fièvre typhoïde; le malade doit y être laissé un temps suffisant pour que la température tombe à 38°5, et, à sa sortie de l'eau, il doit être réchauffé par des frictions et des boissons chaudes. Cette méthode a permis de rappeler à la vie des malades dont l'état semblait désespéré.

*Les complications viscérales* fournissent des indications spéciales.

*Les complications cardiaques*, par exemple, réclament des moyens locaux ou généraux. Localement on appliquera des ventouses scarifiées, des sangsues, des vésicatoires volants ; si les battements du cœur deviennent fréquents et irréguliers on prescrira de petites doses de digitale.

Le traitement général n'est pas moins important.

En premier lieu, repos au lit et diète lactée.

M. Potain ordonne le salicylate de soude même au début des altérations cardiaques. Dans le rhumatisme viscéral à manifestations multiples et sévères, Jaccoud prescrit le tartre stibié.

Mais une complication qui demande, chez l'enfant, une attention toute spéciale, est l'arthrite cervicale compliquée de torticolis. Au déb t, il faut agir promptement et empêcher une déviation de se produire ; on doit veiller à prévenir la déviation de la tête en l'immobilisant dans un bon appareil plâtré qui, d'un même coup, atténuera la douleur et aidera à la résolution. Les raideurs tardives et les atrophies musculaires seront combattues par le massage et l'électricité. En cas de déviation permanente vicieuse, l'intervention appartient au chirurgien. Les indications de la ténotomie sont exceptionnelles ; le redressement forcé, maintenu ensuite à l'aide d'un appareil inamovible, a été préconisé par M. Lannelongue. Mais ce redressement comporte de grandes précautions, car la moindre imprudence expose l'enfant à la mort par compression du bulbe.

# CONCLUSIONS

Les conclusions qui résultent de cette étude peuvent se résumer en quelques points principaux :

I. — Le rhumatisme articulaire aigu est une maladie infectieuse.

II. — Il est exceptionnel chez les enfants au-dessous de cinq ans ; il s'observe entre sept et dix ans, époque à laquelle il devient assez fréquent; au-dessus de dix ans, il est commun.

III. — Les symptômes sont plus intenses chez l'enfant, les complications viscérales ont moins de gravité que chez l'adulte, les retentissements cardiaques rhumatismaux guérissent parfois.

IV. — Le rhumatisme cérébral s'observe assez rarement, il est presque toujours accompagné de manifestations choréiques et convulsives.

V. — L'hérédité arthritique joue un grand rôle dans le rhumatisme.

VI. — Chez les enfants, bien qu'il se présente comme chez l'adulte, le rhumatisme articulaire a une tendance marquée, à quitter les séreuses articulaires pour envahir les organes internes.

VII. — Le salicylate de soude constitue un traitement spécifique du rhumatisme articulaire aigu ; il s'administre : en potions, par la voie stomacale ; en liniments et pommades, par la voie cutanée ; en suppositoires et en lavements, par la voie rectale.

VIII.— Le salicylate de soude, en cas de contre-indication ou d'intolérance, est avantageusement remplacé par l'antipyrine.

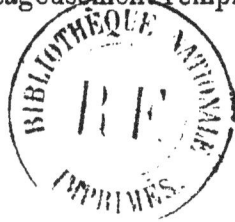

www.ingramcontent.com/pod-product-compliance
Lightning Source LLC
Chambersburg PA
CBHW070829210326
41520CB00011B/2182